RELATION D'ÉPIDÉMIE

DE VARIOLE

(CETTE, 1896)

PAR

Le Docteur J. CANCEILL

Ex-Interne à l'hôpital civil et militaire de Cette

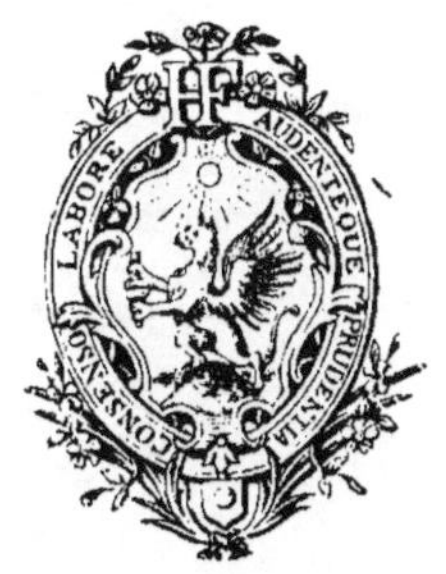

MONTPELLIER

IMPRIMERIE CENTRALE DU MIDI

(HAMELIN FRÈRES)

1896

RELATION D'ÉPIDÉMIE

DE VARIOLE

(CETTE, 1896)

PAR

Le Docteur J. CANCEILL

Ex-Interne à l'hôpital civil et militaire de Cette

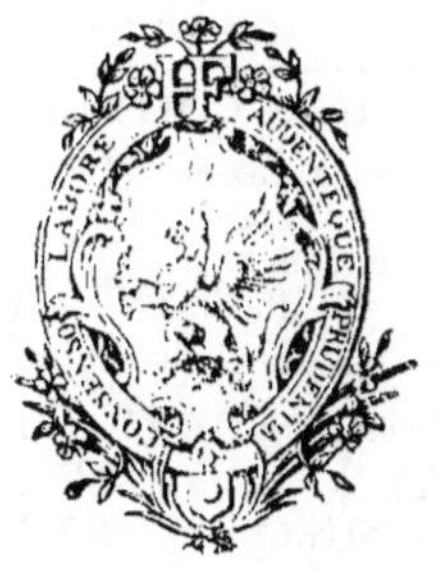

MONTPELLIER

IMPRIMERIE CENTRALE DU MIDI

(HAMELIN FRÈRES)

1896

PERSONNEL DE LA FACULTÉ

MM. MAIRET (✱)........... DOYEN
CARRIEU................ ASSESSEUR

PROFESSEURS

Hygiène.................................... MM. BERTIN-SANS.
Clinique médicale.................................... GRASSET (✱).
Clinique chirurgicale.................................... TEDENAT.
Clinique obstétricale et gynécologie .... GRYNFELTT.
Thérapeutique et matière médicale.................... HAMELIN (✱).
Clinique médicale.................................... CARRIEU.
Clinique des maladies mentales et nerveuses....... MAIRET (✱).
Physique médicale.................................... IMBERT.
Botanique et histoire naturelle médicale .... GRANEL.
Clinique chirurgicale.................................... FORGUE.
Clinique ophtalmologique.................................... TRUC.
Chimie médicale et pharmacie.................... VILLE.
Physiologie.................................... HEDON.
Histologie.................................... VIALLETON.
Pathologie interne.................................... DUCAMP.
Anatomie.................................... GILIS.
Opérations et appareils.................................... ESTOR.
Médecine légale et toxicologie .... N...
Id. SARDA (Ch. du c.)
Anatomie pathologique.................................... N...
Id. BOSC (Ch. du c.)
Microbiologie.................................... N...
Id. RODET (Ch. du c.)

PROFESSEURS HONORAIRES : MM. JAUMES, DUBRUEIL (✱), PAULET (O ✱).

CHARGÉS DE COURS COMPLÉMENTAIRES

Clinique annexe des maladies des enfants. MM. BAUMEL, agrégé.
Accouchements.................................... VALLOIS, agrégé.
Clinique ann. des mal. syphil. et cutanées.. BROUSSE, agrégé.
Clinique annexe des maladies des vieillards. ESPAGNE, agrégé libre.
Pathologie externe.................................... LAPEYRE, agrégé.

AGRÉGÉS EN EXERCICE :

MM. BAUMEL, BROUSSE, SARDA, LECERCLE, RAUZIER

MM. LAPEYRE, MOITESSIER, BOSC, DE ROUVILLE, PUECH

MM. VALLOIS, MOURET, DELEZENNE, GALAVIELLE

MM. H. GOT, *secrétaire.*
F.-J. BLAISE, *secrétaire honoraire.*

EXAMINATEURS DE LA THÈSE : MM. HAMELIN, *président.* VILLE. BROUSSE. RAUZIER.

La Faculté de médecine de Montpellier déclare que les opinions émises dans les Dissertations qui lui sont présentées doivent être considérées comme propres à leur auteur; qu'elle n'entend leur donner ni approbation ni improbation.

A MES PARENTS

Hommage de piété filiale.

A MON MAITRE ET AMI

MONSIEUR LE PROFESSEUR JULES VILLE

DOCTEUR ÈS SCIENCES

PROFESSEUR DE CHIMIE BIOLOGIQUE

A MON PRÉSIDENT DE THÈSE

MONSIEUR LE PROFESSEUR HAMELIN

CHEVALIER DE LA LÉGION D'HONNEUR

MÉDECIN DES ÉPIDÉMIES

J. CANCEILL.

PRÉFACE

La thèse expérimentale que nous avions entreprise sur les plaies pénétrantes de l'abdomen exigeant un outillage et une direction scientifique qui nous ont fait défaut au cours de notre internat dans le service chirurgical de l'hôpital de Cette, nous avons dû, pour employer une expression vulgaire, changer notre fusil d'épaule, et nous borner à la simple relation d'une maladie épidémique bien connue, la variole, que nos notes, prises au jour le jour, nous permettront de traduire avec fidélité. La durée de l'épidémie, le nombre de malades qui ont été confiés à nos soins ont été assez considérables pour nous permettre d'observer quelques faits dont l'intérêt justifie le choix de notre sujet.

Dans notre avant-propos, nous montrons les causes générales ou particulières pour lesquelles les germes varioleux ont trouvé un terrain favorable à leur développement ; nous exposons ensuite quelle a été l'origine, la marche de l'épidémie au double point de vue topographique et chronologique — nous l'avons basée sur les statistiques de mortalité urbaine et de morbidité hospitalière. Les chapitres suivants sont destinés à mettre en relief les circonstances étiologiques qui ont dominé les cas que nous avons observés, les modalités intéressantes qu'a revêtues la maladie dans quelques cas particuliers, le traitement qui a été mis en usage et les mesures prophylactiques prises pour diminuer les chances de contagion.

Au déclin de nos études, sur le point de prendre notre essor, notre pensée se porte vers ceux qui ont fait notre éducation médicale.

De tous nos Maitres de l'École, de tous ceux surtout, professeurs ou praticiens, qui nous ont appris à observer au lit du malade, nous garderons un pieux souvenir.

Un sentiment particulier de reconnaissance nous a fait inscrire en tête de ce travail le nom de notre Maître et ami, M. le professeur Ville. Nous aurons souvenance de vos sages conseils et de la bienveillance dont vous ne vous êtes jamais départi à notre endroit pendant nos cinq années d'études.

Nous adressons à M. le professeur Hamelin, qui nous fait l'honneur de présider notre thèse, l'hommage de notre public remerciement.

RELATION D'ÉPIDÉMIE
DE VARIOLE
(CETTE, 1896)

I

AVANT-PROPOS

Nous ne sommes certes plus au temps où la découverte d'Édouard Jenner était traitée de fanfaronade par les savants, où les gens religieux considéraient sa pratique comme un acte anti-chrétien, où les caricaturistes se permettaient au sujet de la vaccination des allégories malveillantes éminemment propres à jeter le discrédit sur la thérapeutique préventive du modeste médecin de Berkeley. On n'oserait pas aujourd'hui représenter, dans les journaux illustrés, des enfants à face de bœuf ou des bébés avec des cornes et des pieds de vache ; un ministre du culte rougirait de déconseiller publiquement, comme Benjamin Moseley, l'adversaire acharné de la vaccine, une pratique si universellement adoptée ; et je ne sache pas qu'il y ait des médecins, si sceptiques soient-ils, capables de nier de bonne foi la valeur préventive du cow-pow à l'égard de la variole. Cependant un siècle après que la ville de Londres avait voté au grand clerc de la vaccine 250,000 francs de rente, estimant à plus de 40,000 le nombre d'habitants sauvés chaque année dans le seul royaume d'outre-Manche, la ville de Glocester est arrivée à avoir raison du bon sens en proscrivant la découverte de son compatriote. Il y a peu de mois ce grand centre industriel se laissait décimer par une épidémie de petite vérole qui emportait une cinquantaine de malades par semaine. Sous prétexte de liberté, l'Angleterre hésite à rendre la vaccination obligatoire pour tout le pays, l'application de la loi étant facultative et dépendant entièrement des autorités locales. En France, plus libéraux encore, nous n'avons aucune loi qui oblige un père à faire vacciner son nouveau-né : chacun a le droit de sacrifier ses enfants à ses fausses théories, à ses préjugés ou à son ignorance. Sans doute, les règlements de l'école et de la caserne ne nous permettent pas d'échapper longtemps à la vaccination et à la revaccination, mais combien d'enfants meurent de variole avant de s'être assis sur les bancs ; combien d'adultes échappent plus tard à la revaccination, soit qu'ils ne soient point visés par la loi militaire, soit qu'étant incorporés, ils esquivent la séance de revaccination : gradés et favorisés n'ont aucune peine à éviter la lancette du jeune étudiant en médecine ou de l'élève vétérinaire, tous deux également soldats de deuxième classe.

La plus belle moitié du genre humain, la plus jalouse de conserver au moins la beauté du visage, non soumise aux obligations du service, perd le bénéfice d'une seconde vaccination. Ces vices, dans l'application des réglements qui prescrivent la vaccination, sont bien peu de chose à côté de l'influence fâcheuse des préjugés qui hantent même la classe aisée et instruite.

Les timorés, les insouciants opinent, si ce sont des vieillards, par exemple, que l'âge est une garantie suffisante contre cette maladie d'enfants : ils n'ont vu que leurs fils ou leurs petits-fils atteints, jusqu'au jour où, malgré leurs quatre-vingts ans, ils s'égratignent la face couverte de pustules, et sont emportés par les complications pulmonaires d'une variole confluente. D'autres, à plus juste titre il est vrai, ayant entendu dire par les médecins eux-mêmes que la variole ne récidive pas, se croient absolument à l'abri parce que dans leur jeune âge ils auront eu quelques rares boutons d'une variole très discrète. J'ai entendu encore des gens prétendre pouvoir s'exposer sans souci au contact des varioleux, attendu que le vaccin n'avait encore jamais pu prendre sur eux : comme s'ils savaient à quelle date précise finira cette immunité héréditaire, les insensés qui ignorent que des personnes insensibles à une première inoculation variolique ont pu être variolisés à la seconde. L'observation de tous les jours a fait justice de ces erreurs, d'après lesquelles on serait immunisé toute sa vie, soit naturellement de par son hérédité, soit accidentellement par une première atteinte ou artificiellement par une seule vaccination dans le jeune âge.

J'ai même rencontré des malades du dispensaire et un douanier en puissance de vérole affirmant de bonne foi avoir entendu dire que « lorsqu'on avait la grande, on ne pouvait pas avoir la petite. » L'argument qui peut le plus peut le moins, était spécieux en l'espèce, vérole et variole étant deux entités morbides distinctes, deux maladies microbiennes à germes différents, pour parler le langage moderne, bien qu'on ne connaisse ni le microbe de la petite vrole, ni celui de la syphilis.

Beaucoup pensent qu'une forme grave donne nécessairement lieu par la contagion à une forme bénigne, et réciproquement.

Un autre préjugé assez répandu est celui relatif à la vaccination pendant la période des chaleurs ou en temps d'épidémie. La mère d'une fillette que j'ai quelquefois visitée avec son médecin refuse la vaccination pour ses autres enfants, estimant « qu'il ne faut pas aller chercher soi-même un mal qui peut ne pas venir tout seul. »

Quant à la transmission des maladies par la vaccine, force nous est de reconnaître que trop souvent nous sommes nous-mêmes les auteurs de maux redoutables. Quelque rares que soient ces faits, les procès retentissants intentés par des malades à leur médecin coupable de leur avoir transmis la syphilis, les épidémies locales de chancres du bras dans certaines collectivités soumises à la vaccination, suffiraient, à défaut d'une certaine pusillanimité commune même à beaucoup d'hommes, pour expliquer, sans l'excuser, la résistance qu'offrent les malades aux instances du praticien, au début d'une épidémie dont il ignore quelle sera l'allure.

Si à ces conditions d'ordre général nous ajoutons que Cette est une ville essentiellement cosmopolite, de par sa situation topographique qui en fait un des ports les plus commerçants de la Méditerranée, qu'Italiens et Espagnols sont encore plus réfractaires à l'anodine intervention médicale, on s'expliquera aisément pourquoi l'épidémie a trouvé un terrain favorable à son développement.

II

MARCHE DE L'ÉPIDÉMIE

ORIGINE — TOPOGRAPHIE — PROGRESSION

C'est à bon droit que les journaux médicaux signalaient récemment la ville de Marseille comme un foyer de variole constituant une menace pour ses voisines. Le premier malade soigné dans nos salles a été, en effet, un matelot marseillais débarqué dans les derniers jours de décembre 1895, avec des manifestations non douteuses de variole, avant qu'aucun cas n'ait été signalé en ville. Telle n'a pas été l'unique origine du mal. Le 2 janvier, un nouveau cas est importé d'Oran, qui donne lieu à un foyer épidémique (cinq cas dans la même maison) éteint sur place par des mesures rigoureuses ; mais, le 23 janvier, un pêcheur venu de Marseille (1) crée un second foyer chez des pêcheurs demeurant pointe de la Bourdigue, d'où la maladie est transmise chez d'autres pêcheurs d'un quartier diamétralement opposé, le quartier des Italiens. De là l'épidémie a gagné la Grand'Rue, où la propagation a présenté cette particularité remarquable qu'elle s'est faite du sud au nord, sensiblement maison par maison, en même temps que par les rues perpendiculaires elle atteignait la Grand'Rue-

(1) A cette double origine marseillaise et oranaise nous ajouterons le cas d'un marchand d'oranges qui a apporté le virus variolique de l'île Majorque, où règnait également, au mois d'avril, l'épidémie.

Haute qui lui est parallèle. Ce n'est que plus tardivement qu'on a cité des cas à la Caraussane et dans la moitié est de la ville.

En mai et en juin le mal était généralisé.

Au moment où les premiers cas de variole ont apparu, l'état sanitaire de la ville était dans des conditions satisfaisantes. Le chiffre de la mortalité mensuelle était normal. La morbidité était un peu plus considérable en raison d'une petite épidémie de grippe à forme gastro-intestinale. Au lieu d'être caractérisée par une expansion extensive d'emblée, notre épidémie a suivi une marche progressive très lente, puisqu'elle a mis cinq mois à atteindre son fastigium (de janvier à mai). L'intensité maxima s'est maintenue deux mois durant (mai-juin), pendant lesquels la mortalité urbaine avait doublé. C'est à peine si juin cède le pas à mai ; en juillet, au contraire, la défervescence est très marquée et se fait en lysis assez rapidement, puisqu'en septembre on n'enregistre plus aucun décès. Le tracé ci-joint traduit fidèlement les péripéties de l'évolution épidémique. Un coup d'œil d'ensemble suffit pour montrer la régularité de la courbe, le parallélisme entre les lignes de mortalité générale et de mortalité particulière, ainsi qu'entre la morbidité et la mortalité par variole à l'hôpital. Il est facile d'y trouver les éléments distincts des trois stades classiques qu'il est de règle de demander à chaque épidémie. En somme, on y voit que l'épidémie aura duré près d'une année. Telle avait été également la durée des épidémies de variole des années 1871 et 1882.

III

CONSIDÉRATIONS ETIOLOGIQUES

Relativement au mode de contage nous citerons les particularités relatives aux deux seuls cas intérieurs que nous ayons observés. Au mois de juin, V., douanier, vingt-six ans, syphilitique en traitement dans les salles militaires, persuadé que la grande vérole est une garantie contre la petite, trompe la surveillance des infirmiers et monte rendre visite dans la salle d'isolement à un douanier de ses amis atteint de variole confluente. Quelques jours après, il présente les symptômes mal accusés de l'infection variolique au début. V. avait été vacciné dans son jeune âge. La variole a revêtu chez lui une forme très discrète qui a évolué rapidement.

L'étiologie dans le second cas est plus complexe. A la différence du douanier qui avait pu aller chercher lui-même les germes de la maladie, R., vingt-neuf ans, cultivateur, jamais vacciné, est en traitement dans les salles de chirurgie, pour une fracture de la rotule non consolidée. Une tierce personne, restée indemne ou malade elle-même, a dû servir d'intermédiaire. Nous inclinons fortement à croire que ni le chirurgien, ni le personnel infirmier ne sont les coupables de la contagion. Seuls, un malade, l'interne, ou les sœurs hospitalières sont incriminables : les sœurs hospitalières, attendu qu'étant de ronde à tour de rôle, elles peuvent être appelées à donner leurs soins dans la même nuit à un varioleux et à un blessé ; l'interne, depuis que chargé seul de tous les services il passe plusieurs fois par jour des salles d'isolement aux salles communes. Toutefois nous pensons que le grand coupable serait plutôt un voisin du malade, guéri depuis trois semaines d'une variole discrète n'ayant pas laissé de traces et hospitalisé pour un panari. Le voisinage de cette personne qui allait faire la partie de dames au lit du grand blessé suffit pour expliquer la contagion. Il en découlerait cet enseignement que la variole resterait contagieuse longtemps après la desquamation.

Il résulte également de l'observation de ces deux faits que, dans le premier cas, un malade a contracté une variole discrète au contact d'une forme confluente et inversement; dans le second, une forme grave a eu pour point de départ une variole très bénigne. C'est qu'en effet nos deux malades ne présentaient pas un terrain également favorable au développement de la maladie : le premier était vacciné, l'autre ne l'était pas.

Cela nous amène à parler de l'influence de l'immunisation, telle que nous l'avons observée. Nous avons pu nous rendre compte que d'une manière générale la variole revêtait la forme confluente chez les malades non immunisés. Chez trois enfants, jamais vaccinés, elle a abouti à la mort. Une fillette de six ans, quoique non vaccinée, a présenté la forme discrète. Encore avons-nous trouvé chez son père des stigmates de variole antérieurs à la conception de cette enfant.

L'anomalie la plus remarquable à relater, eu égard à cette influence généralement favorable de l'immunisation acquise, est le cas suivant d'un vieillard vacciné et variolé, chez qui la variole a récidivé à un âge avancé : B..., quatre-vingt-cinq ans, entre le 13 avril, quatre jours après le début de l'éruption. Le malade n'a été revacciné qu'une fois sans succès au régiment. Sa réceptivité avait été amoindrie par une première vaccination à l'âge de deux ans, qui ne l'avait nullement empêché de contracter la variole à l'âge de douze ans. Depuis l'âge de vingt-trois ans, il n'a pas été revacciné.

L'épidémie frappe sa famille en la personne de l'un des petits-fils. Le médecin vaccine urgemment les autres enfants de la maison, ainsi que le père et la mère. En raison du laps de temps écoulé depuis la dernière vaccination, il propose la même intervention au grand-père qui refuse les soins médicaux. Ce malade est mort au dixième jour des complications pulmonaires d'une variole confluente.

Il existe des cas classiques de récidive dans la variole; ceux de Neumann, le naturaliste, et de Louis XV, sont les plus cités. Nous avons entendu M. le professeur Grynfeltt en rapporter une observation personnelle. Notre fait nous a paru assez intéressant pour être relaté. L'âge avancé du malade constitue de cette exception une explication qui satisfait suffisamment l'esprit. Pour nous rendre compte de l'influence de l'âge sur la réceptivité à l'égard de la variole, nous nous sommes basé sur la morbidité urbaine suivant les âges. Le relevé suivant, fait pendant six mois, montre clairement que, sans être une garantie certaine, les âges extrêmes exposent peu à la contamination :

	FÉVRIER	MARS	AVRIL	MAI	JUIN	JUILLET	TOTAL
1 an et au-dessous	0	0	0	5	5	8	18
de 1 an à 19	1	8	12	37	41	23	122
de 20 à 39	1	1	2	12	6	3	25
de 40 à 59	0	0	0	2	2	0	4
de 60 à 89	0	0	1	0	0	2	3

En somme, très peu de vieillards, peu de nouveau-nés, beaucoup d'adultes. La seconde enfance est celle qui a payé le plus grand tribut à la terrible maladie. Des 45 malades hospitalisés, la majorité étaient des adultes de vingt à trente ans ; un seul vieillard, peu d'enfants. Nous n'avons pu observer aucun cas de variole fœtale.

Nous ne sommes arrivé à aucune conclusion relativement à l'*influence du sexe*. Il est classique que les hommes sont plus atteints que les femmes. La femme, moins soumise aux revaccinations, nous paraît être dans des conditions plus défectueuses pour résister à l'épidémie variolique. Quoi qu'il en soit, l'hôpital a reçu 26 femmes et 19 hommes seulement. Par contre, dans l'épidémie de 1882, sur 131 malades, il y eut 93 hommes et 38 femmes. Dans l'épidémie de 1871, où l'élément militaire fournit un contingent de plus de moitié, il y eut également moins de femmes que d'hommes.

Par elle-même, la *nationalité* ne saurait exercer une influence quelconque, à moins de faire intervenir la notion de race. Toutefois, une chose nous a paru évidente, c'est que les étrangers ont eu des varioles toujours graves et le plus souvent suivies de décès. C'est ainsi qu'en 1882, où un dixième des varioleux hospitalisés étaient des Italiens ou des Espagnols, la mortalité, parmi eux, fut de 75 pour 100 au lieu de 25 pour 100. C'est également un fait de notoriété publique que, cette année, l'épidémie a surtout frappé dans le quartier dit « des Italiens. »

De toutes les circonstances individuelles pouvant influer sur la réceptivité, celle qui les domine toutes est, sans contredit, l'immunité. Les autres considérations d'âge, de sexe, de nationalité peuvent, en somme, se ramener à la question d'immunisation.

La *profession*, elle, a un double rôle. Elle influe doublement, en ce sens : d'abord qu'il y a une relation étroite entre la profession et l'obligation de se faire revacciner, et d'autre part en ce que tous les corps de métier n'exposent pas pareillement à la contagion. Ainsi, le fils de pêcheur qui échappe à la loi scolaire, et qui de bonne heure est envoyé comme mousse sur un bâteau, a plus de chances d'éviter la vaccination que le fils de famille, qu'il devienne engagé volontaire, avocat ou médecin. Les domestiques ont payé un large tribut à la maladie. Quelques douaniers ont été atteints. Aucun cas ni parmi les militaires, ni parmi les écoliers de l'orphelinat annexé à l'hôpital, ni parmi le personnel médical ou infirmier. Un seul membre du personnel hospitalier, un administrateur de service, a contracté la variole. Il est permis de voir une relation de cause à effet entre ses attributions et la contagion qui s'est faite.

Le rôle de l'*état de santé antérieur* vis-à-vis de la réceptivité de l'organisme ne nous a pas paru bien net. Quoique nous ayons eu dans le service deux alcooliques et deux syphilitiques, nous ne pouvons pas conclure que les maladies chroniques prédisposent à la variole. Ce qui nous a paru plus évident, c'est l'influence de la manière d'être de chacun à l'état hygide sur la marche de la maladie. Nous avons remarqué notamment que les gens robustes de vingt à trente ans, des maréchaux-ferrants, des bouchers, des boulangers, à tempérament sanguin, présentaient au cours de la maladie une réaction inflammatoire formidable que nous aurions vainement cherché chez des jeunes filles, nerveuses, maigres et pâlottes.

IV

CLINIQUE

FORMES. — COMPLICATIONS. — DIAGNOSTIC ET PRONOSTIC

Il nous a été impossible de déterminer la durée de la période d'incubation. Quant à la période d'invasion, nos renseignements sont plus nets, la plupart de nos malades étant entrés sur le déclin de cette période. Or nous avons pu constater que la donnée classique de Trousseau, qui fixe à trois jours en moyenne la durée de l'invasion, n'était pas toujours vérifiée. Bien des malades faisaient remonter à cinq jours les symptômes du début. Ceux-là se sont peu écarté du tableau ordinaire. Nous signalons toutefois l'absence fréquente des vomissements. Les frissons et la céphalalgie ont été plus constants. Notre attention a été aussi souvent attirée sur la sensation de douleur épigastrique que sur la douleur dorso-lombaire. Chez deux de nos malades quelques symptômes différents ont changé la physionomie de cette période de l'affection. Chez une fillette de six ans, des convulsions, des cris, de la raideur de la nuque, le délire accompagnant les vomissements nous en avaient imposé pour une méningite. Ces symptômes ont été passagers et l'enfant, d'ailleurs non vaccinée, a eu une variole d'intensité moyenne.

Chez un douanier, âgé de trente-neuf ans, entaché d'alcoolisme et non vacciné, le délire du début s'est traduit par une violente agitation, de l'excitation dans les paroles et les actes, à tel point qu'on a dû provisoirement lui mettre la camisole de force pour l'empêcher de se jeter par la fenêtre. Ce délire aigu, hyperpyrétique, s'est prolongé au cours des périodes d'éruption et de suppuration. Le malade est mort de pyohémie.

Un phénomène que nous ne pouvons passer sous silence, c'est la fréquence des rash préruptifs. La presque totalité des formes confluentes a présenté l'exanthème érythémateux morbilliforme. Sa localisation la plus commune était à la face et aux aînes. Nous l'avons également notée aux avant-bras.

Rien d'anormal relativement à l'éruption au point de vue morphologique. Au point de vue de la distribution des boutons, nous avons observé une particularité remarquable due à l'influence des liens constricteurs. C'est ainsi que chez deux femmes nous avons observé que l'éruption, disséminée sur tout le reste des membres inférieurs, affectait au-dessous des deux genoux une disposition nettement circulaire. L'éruption sur les muqueuses, notamment sur la bouche et le pharynx, a rarement manqué, même dans les formes discrètes. Elle s'est toujours manifestée à la même date que l'éruption cutanée.

A la période de suppuration, un des symptômes sur lesquels les malades ont le plus attiré notre attention est la douleur et le gonflement des mains et des pieds. Ce symptôme était généralement plus accusé dans la salle des hommes et plus manifeste à la plante des pieds qu'à la paume de la main.

A cette période, les symptômes généraux nous ont plus d'une fois alarmé. La température, que nous avons recueillie dans un tiers des cas, n'a jamais atteint l'intensité du début ; elle n'a jamais dépassé 40°, tandis qu'elle avait dépassé 41° à l'invasion chez le fracturé de la rotule. Rare dans les premiers jours, le délire a été fréquent avec le redoublement d'intensité de la fièvre. Dans quelques cas l'agitation a été extrême.

La dessiccation et la desquamation ont été généralement de

longue durée. Chez plusieurs malades, le pus avait durci et bruni sous l'épiderme intact. La face palmaire était toute noire, surtout aux extrémités des doigts.

Les aspects cliniques sous lesquels la variole s'est présentée à notre observation ont été très divers. Depuis les formes les plus légères caractérisées par quelques rares pustules, n'arrivant même pas à la suppuration jusqu'aux formes les plus confluentes, nous avons pu voir tous les types intermédiaires :

Varioloïde, 5.
Variole discrète, 9.
Variole confluente, 26.
Variole hémorragique, 3.
Variole chez des femmes enceintes, 2.

Des trois malades atteints de variole hémorragique, l'une était une fillette de un an, non vaccinée, qui a présenté la forme hémorragique d'emblée. Elle a succombé dans l'espace de trois jours. Chez les deux autres, deux hommes, non vaccinés, la forme hémorragique a été tardive. Le premier, âgé de vingt ans, est mort au dixième jour de la maladie ; l'autre a parfaitement guéri.

Les deux femmes enceintes étaient au second trimestre de leur grossesse. Aucune n'a avorté. L'une d'elles, fille soumise, syphilitique, non vaccinée, est morte rapidement. L'autopsie n'a pû être faite. L'autre, deux fois vaccinée, a présenté une forme discrète. Elle est sortie après trois semaines de traitement.

Un si grand nombre de formes confluentes ne pouvait que donner lieu à l'observation de fréquentes complications. Nous n'avons noté qu'un seul cas de broncho-pneumonie (chez le vieillard de quatre-vingt-cinq ans). Elle est survenue à la période de suppuration. Le malade est mort au douzième jour. Chez les enfants, la bronchite a été constante, mais légère.

Les complications du côté de l'appareil digestif à signaler sont : deux cas de glossite diffuse, avec tuméfaction considérable de la langue.

Dans trois cas nous avons observé la formation de petits abcès de la langue qui constituaient une des complications les plus pénibles. L'angine n'a jamais pris une allure inquiétante. Plusieurs malades, dans les convalescences traînantes des formes graves, ont présenté des diarrhées rebelles qui contrastaient singulièrement avec la constipation opiniâtre du début. Nous n'avons pas rencontré de complications testiculaires. Deux cas de balanite.

Nous ne saurions passer sous silence une complication qui a retardé la guérison d'une dizaine de malades : il s'agit de nombreux furoncles qui se sont successivement développés à la face, au cou, aux avant-bras, à la partie antérieure des cuisses, en dehors de toute compression possible. Une malade a fait de la gangrène cutanée au niveau du sacrum. Une jeune fille de seize ans a présenté le phénomène plus rare de la gangrène symétrique au niveau des deux talons et du cou-de-pied.

Entre autres complications du côté de l'appareil cutané, nous signalerons un cas d'atrophie générale des ongles, chez une enfant d'une dizaine d'années venue nous consulter pour un kératocône consécutif à une variole hémorragique. Grâce aux soins particuliers donnés aux organes de la vision, nous n'avons pas eu à déplorer de complications oculaires graves. Une blépharite aiguë est passée à l'état chronique et a entraîné un léger ectropion qui n'a pas beaucoup changé la physionomie du malade.

Le diagnostic des cas particuliers a souvent présenté des difficultés au début. Il s'en faut, en effet, que tous les malades soient venus avec les symptômes classiques de l'invasion. La fillette d'un de nos infirmiers est entrée salle Sainte-Marie avec des symptômes de méningite qui n'étaient autre chose que la manifestation précoce d'une variole confluente. Plus d'un certificat de médecin, à qui le rash rubéoliforme en avait imposé pour une rougeole, a donné lieu à des méprises. D'autre part, il nous a été difficile de nous défendre de la tendance exagérée qu'on a en période épidémique à voir partout la maladie régnante. Une jeune femme venue avec de l'anorexie, de la céphalée, du mal aux reins et des vomissements, a été mise en observation et n'a présenté plus tard qu'une éruption érysipélateuse. Chez un autre malade également isolé, frisson, température de 41°, nausées, éruption aux aines, furent reconnus, par la marche de la maladie, être simplement des symptômes d'impaludisme. Dans bien d'autres cas douteux, nous avons hésité devant ce dilemme : d'une part, la crainte d'envoyer un varioleux dans une salle commune où il aurait pu contaminer ses voisins ; de l'autre, celle d'envoyer dans une salle de contagieux un malade susceptible d'y contracter les germes de la contagion.

Le signe pronostique qui nous a été le plus fidèle était basé sur la présence ou l'absence du rash préruptif. Plus encore que le défaut de vaccination la présence du rash morbilliforme nous a permis de prévoir une confluence extrême qui avait pour aboutissement presque fatal la pyohémie. Dans les douze cas suivis de décès, ce rash préruptif avait existé ; par contre, nous ne l'avons jamais rencontré dans les formes bénignes.

V

THÉRAPEUTIQUE ET PROPHYLAXIE

Les malades qui ont été confiés à nos soins ont été systématiquement traités par la même méthode. On peut poser en règle générale qu'ils ont été hospitalisés de bonne heure. C'est pourquoi nous avons été amenés à prescrire à presque tous les entrants des médicaments stimulants et diaphorétiques.

L'acétate d'ammoniaque à la dose de 2 à 4 grammes associé au sirop d'éther, avec la tisane de Jaborandi comme boisson habituelle, a été notre grand cheval de bataille. On sait qu'administrée à l'intérieur, l'ammoniaque provoque une excitation générale passagère, manifestée par l'accélération de la circulation, l'échauffement de la peau, une sudation assez marquée. Nous avons surtout utilisé ces propriétés dans certains cas, où il était urgent d'exciter l'organisme, toutes les fois notamment que le défaut de réaction vitale ne permettait pas à l'éruption cutanée de se porter au dehors.

Un autre procédé dont nous nous sommes également bien trouvé consistait dans l'administration prématurée d'un vomitif. A l'exemple des médecins anglais, nous avons utilisé de préférence le sulfate de cuivre, à la dose de 25 à 40 centigrammes, estimant que dans la variole ce médicament est mieux indiqué que le tartre stibié, le vomitif le plus énergique de la matière médicale, mais dont l'inconvénient grave est d'irriter vivement la muqueuse gastro-intestinale. De même que le contact de l'émétique avec la peau détermine localement une éruption pustuleuse analogue à celle de la petite vérole, pouvant, si les frictions sont énergiques, laisser comme elle des traces indélébiles, de même l'ingestion du médicament provoque dans les tissus contenus dans les cavités splanchniques une inflammation violente. Il était naturel d'éviter l'emploi de ce médicament dans une maladie où l'intestin lui-même est si exposé à être le siège d'une éruption. Nous l'avons rarement prescrit ; encore l'avons-nous associé à l'ipéca. Sauf contre-indications telles que l'âge, la période menstruelle, l'état de gravidité, la présence d'une hernie, nous avons souvent administré avec avantage l'ipéca à la période d'invasion. L'ipéca remplit, en effet, la double indication de débarrasser l'estomac des saburres et de pousser fortement à la peau. Nous n'avons fait de la thérapeutique symptomatique que lorsque les circonstances l'ont exigé impérieusement. C'est ainsi que dans un cas, un seul, nous avons dû combattre les symptômes douloureux par des injections de morphine. Le plus souvent les préparations opiacées ou chloralées ont triomphé des symptômes nerveux. La fièvre a été traitée par les antipyrétiques ordinaires (antipyrine, sulfate de quinine) associés à l'infusion de cannelle et au sirop de quinquina. Nous avons donné des boissons vineuses et cordiales dans les cas d'alcoolisme. Dans aucun cas, nous n'avons utilisé la méthode éthéro-opiacée tant vantée par Ducastel et Mossé, ni celle des bains froids préconisée par Pécholier. Nous n'avons même pas donné le bain tiède. Ce n'est pas à dire que nous ayons négligé de donner à nos varioleux les soins hygiéniques qu'on leur refusait du temps de Morton, où les malades étaient calfeutrés dans des chambres d'isolement qu'on n'osait pas ouvrir et mouraient sous trois couvertures et un édredon destinés « à faire suer la picote ». Placés dans de vastes chambres, bien aérées, à une température modérée, nos malades étaient soumis dès les premiers jours à des lavages antiseptiques. A la période de suppuration nous nous sommes fait un devoir scrupuleux de veiller à l'exécution régulière des lotions fréquemment prescrites. Des applications de pommade salolée ont facilité la chute des croûtes. Lavages nombreux, renouvellement fréquent du linge, aération bien réglée, telles ont été les précautions prises pour tenir nos malades dans un état de propreté relative et faire disparaître du milieu dans lequel ils respiraient les odeurs infectes qu'exhalent les varioleux et qui rendaient autrefois si pénible le séjour dans leurs salles. Disons enfin pour compléter ce traitement hygiénique que le régime diététique a été exclusivement liquide dans les périodes fébriles. La constipation était évitée par l'emploi de lavements ou de laxatifs, la soif calmée par des boissons tièdes modérément diaphorétiques (tisanes de chiendent, de bourrache, de violettes), le mal de gorge, par des comprimés de chlorate de potasse ou des pastilles de chlorhydrate de cocaïne.

Nous n'avons pas cru abaisser la médecine en nous occupant de tous ces petits détails. Comme l'a fort judicieusement écrit Dujardin-Beaumetz, « la clientèle, qui ne peut juger l'étendue de nos connaissances, ne nous apprécie que dans ces détails infimes qui constituent le plus petit côté de notre art », et même, à l'hôpital, nous n'avons pas hésité à souscrire dans une mesure raisonnable à ce courant qui porte le malade à réclamer des moyens simples, tels que les pâtes et les sirops, pour calmer l'affection dont il est atteint.

L'éruption de la face a été l'objet de la préoccupation de plus d'une malade à cause des cicatrices qu'elle laisse après elle. Les seuls procédés mis en usage pour prévenir cette cicatrisation indélébile consistaient à maintenir le visage dans un état continuel de propreté, à pratiquer l'antisepsie au niveau des pustules déchirées, à empêcher autant que possible les ulcérations de grattage et à faciliter la chute des croûtes par l'application de topiques gras. Nous n'avons pas remarqué que l'application de ces corps gras ait favorisé la formation des abcès. Une seule de nos malades a fait un abcès de la joue. Encore ce phénomène suppuratif a-t-il été tardif et postérieur à l'apparition d'autres abcès siégeant dans des régions où nous n'avions nullement appliqué les mêmes topiques. Quoi qu'il en soit, nous avons préféré les pommades aux poudres antiseptiques qui pénètrent moins facilement dans les anfractuosités et augmentent l'épaisseur des concrétions. Les pulvérisations avec les solutions de sublimé, de salol, d'acide salicylique constituent un meilleur procédé pour réaliser l'antiseptie du visage. Grâce à ces moyens combinés, peu de nos malades ont été grelés, nous avons même eu la satisfaction de voir sortir, le visage intact, un jeune homme sur l'organisme duquel presque toutes les complications semblaient s'être donné rendez-vous. A notre grand étonnement, ce malade fit peau neuve, sans qu'un seul godet laissât sur sa figure la signature de la maladie. Le seul vestige consistait en un léger ectropion consécutif à une cicatrisation vicieuse et rendu moins apparent par des attouchements discrets au nitrate d'argent. Les autres complications oculaires (conjonctivite intense, abcès de la face cutanée des paupières, ectropion, trichiasis) ont été soignées par les moyens habituels : lavages oculaires à la seringue d'Anel avec de l'eau de sureau boriquée, instillations de chlorhydrate de cocaïne, épilation.

Le même malade qui fit de la blépharo-conjonctivite grave avec pustules sur le bord libre des paupières eut des ulcérations tardives sur les bords, l'extrémité et la face supérieure de la langue. Contre cette complication nous avons également employé le crayon de nitrate d'argent. Dans les cas de glossite diffuse avec tuméfaction considérable de la langue et salivation abondante, nous utilisions un collutoire au biborate de soude et à la résorcine. Lorsque l'éruption se localisait au pharynx et au voile du palais, ce qui était fréquent, les malades se servaient avantageusement comme gargarisme de l'infusion de feuilles de coca avec 5 grammes de résorcine et du sirop de menthe.

Si notre rôle, en temps d'épidémie, consistait seulement à donner des soins aux personnes contaminées, peu de médecins pourraient s'attribuer le mérite d'avoir sauvé beaucoup d'existences. Combien plus utiles sommes-nous, en nous préoccupant en même temps de prévenir la dissémination de la maladie. Dans ce but, deux indications étaient à remplir : restreindre les sources de contagion et mettre les personnes saines en état de moindre réceptivité. Nos malades ont été, à cet effet, sévèrement isolés jusqu'à complète guérison. Il va sans dire que l'entrée a rigoureusement été interdite aux visiteurs. Plus d'une fois il a fallu être d'une sévérité inhumaine, en apparence, en n'accordant pas à une mère le plaisir d'aller embrasser un petit convalescent, à une sœur la consolation de pouvoir au moins fermer les yeux d'un frère à l'agonie. Les abus se sont plutôt glissés dans le service intérieur. Allez empêcher un infirmier ou une infirmière d'aller visiter un fils ou une sœur malades ?

Ce n'est pas tout d'isoler les malades ; nous avons encore cherché à obtenir l'isolement du matériel mis à l'usage des varioleux (ustensiles, instruments de chirurgie, etc.). Quant à l'isolement du personnel chargé de leur donner des soins, nous ne l'avons pas réalisé, et nous reconnaissons qu'il est difficile à mettre en pratique, même dans une collectivité telle que l'hôpital.

Une mesure, à défaut de laquelle l'isolement des malades serait une chimère, est la désinfection du malade, de ses effets et du matériel qui lui a servi. De ce côté, toutes les précautions d'usage ont été prises. Pas un malade n'est sorti sans avoir pris un bain antiseptique (8 grammes de sublimé et 200 d'alcool), sans que ses habits aient été étuvés pendant toute la durée du bain, sans que les objets de literie, chas-lit, cerceaux, etc., aient été lavés au pétrole ou au Van Swieten. Chaque fois que l'appartement a été libre, on a procédé à sa désinfection générale par les vapeurs d'anhydride sulfureux (30 grammes de soufre par mètre cube).

La pratique la plus efficace pour empêcher la dissémination de la variole est, sans contredit, le procédé des revaccinations. Plus d'un a payé chèrement son obstination : témoin une fillette de douze ans, décédée dans le service, dont les six frères ou sœurs furent revaccinés et que sa famille, pour contenter un caprice d'enfant, ne fit pas bénéficier de la même mesure. A l'hôpital, où l'obéissance est plus passive, les vaccinations se sont effectuées dans des conditions satisfaisantes. En voici la statistique :

AGE	PERSONNEL MÉDICAL et administratif	PERSONNEL religieux et enseignant	PERSONNEL infirmier	ORPHELINS	MALADES hospitalisés	TOTAUX +	TOTAUX —
de 0 à 3					3 +	3	
de 3 à 19		2 +	1 —	68 + 35 —	2 + 1 —	72	37
de 20 à 30	2 + 1 —	6 + 1 —	6 + 1 —		2 + 5 —	16	20
de 40 à 59	2 + 3 —	7 + 2 —	1 + 1 —			10	6
de 60 à 80		3 + 2 —				3	2
					TOTAUX............	101	65

Le procédé de vaccination était la scarification.

Le vaccin employé, le vaccin de Touraine.

Dans l'espoir de rendre applicables d'office la plupart des mesures prophylactiques que nous venons de développer, le législateur décréta, le 30 novembre 1892, que tout médecin, appelé auprès d'un varioleux, serait tenu d'en faire la déclaration écrite à la mairie et à la préfecture de son département dans un délai de vingt-quatre heures, sous peine d'une amende de 500 francs. L'occasion était bonne de nous rendre compte de la façon dont ces déclarations ont été faites. Or il résulte de notre enquête que peu de médecins ont envoyé le bulletin de déclaration secrète. La plupart, s'abritant obstinément derrière l'article 378, n'ont point fait, de parti pris, la déclaration obligatoire. Certains, qui avaient envoyé leur bulletin au début de l'épidémie, n'ont pas persisté dans leur manière de faire, soit que leur déclaration ne fut point toujours suivie des mesures prophylactiques à défaut desquelles elle n'a pas de raison d'être, soit que l'application de ces mesures créât des ennuis au médecin traitant dans ses rapports avec son client. De sorte que la nouvelle loi ne paraît pas avoir porté, dans cette circonstance, tous les fruits qu'on en attendait.

Vu et permis d'imprimer :

Montpellier, le 26 novembre 1896.

Le Recteur de l'Académie.

J. GÉRARD.

Vu et approuvé :

Montpellier, le 26 novembre 1896.

Le Doyen,

MAIRET.

SERMENT

En présence des Maîtres de cette Ecole, de mes chers condisciples et devant l'effigie d'Hippocrate, je promets et je jure, au nom de l'Être suprême, d'être fidèle aux lois de l'honneur et de la probité dans l'exercice de la médecine. Je donnerai mes soins gratuits à l'indigent, et n'exigerai jamais un salaire au-dessus de mon travail. Admis dans l'intérieur des maisons, mes yeux ne verront pas ce qui s'y passe, ma langue taira les secrets qui me seront confiés, et mon état ne servira pas à corrompre les mœurs ni à favoriser le crime. Respectueux et reconnaissant envers mes Maîtres, je rendrai à leurs enfants l'instruction que j'ai reçue de leurs pères.

Que les hommes m'accordent leur estime, si je suis fidèle à mes promesses! Que je sois couvert d'opprobre et méprisé de mes confrères, si j'y manque!

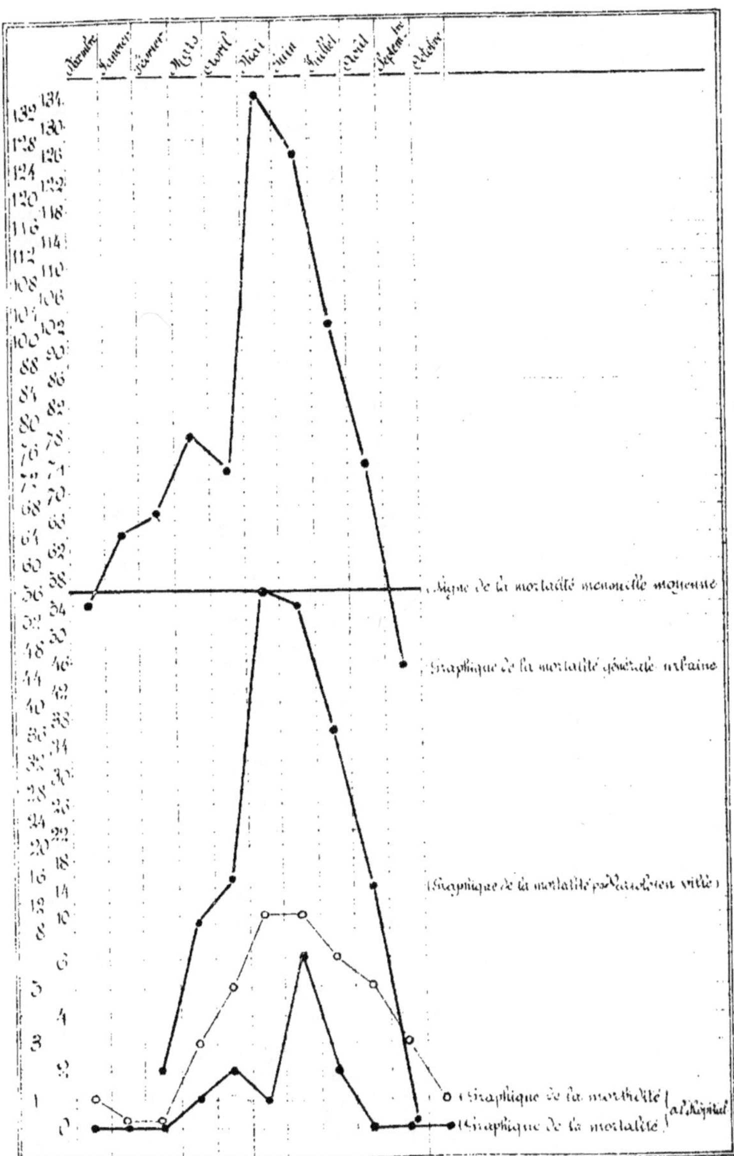
Ligne de la mortalité mensuelle moyenne
Graphique de la mortalité générale urbaine
Graphique de la mortalité par
Graphique de la morbidité
Graphique de la mortalité
à l'Hôpital

www.ingramcontent.com/pod-product-compliance
Lightning Source LLC
LaVergne TN
LVHW052012160826
845678LV00003B/1027
* 9 7 8 2 3 2 9 6 5 6 1 4 4 *